VORTEIL DER HYPERBAREN SAUERSTOFFHEILUNG

Erkunden Sie die heilenden Tiefen der hyperbaren Sauerstofftherapie, um die Genesung verschiedener Gesundheitszustände zu revolutionieren und zu beschleunigen

Dr. Andy Brighton

Inhaltsverzeichnis

ÜBERBLICK

Definition und Geschichte der hyperbaren Sauerstofftherapie (HBOT)

Bei der hyperbaren Sauerstofftherapie (HBOT) wird reiner Sauerstoff in einem unter Druck stehenden Raum oder einer Druckkammer eingeatmet. Durch den erhöhten Druck kann die Lunge mehr Sauerstoff als normal aufnehmen und so die natürlichen Heilungsprozesse des Körpers fördern. Die Anwendungsmöglichkeiten dieser Therapie reichen von der Behandlung chronischer Wunden bis hin zur

Behandlung neurologischer Erkrankungen.

Die Geschichte von HBOT lässt sich bis ins 17. Jahrhundert zurückverfolgen, als der englische Arzt Henshaw eine versiegelte Kammer baute, um die Auswirkungen eines erhöhten Atmosphärendrucks zu untersuchen. Allerdings erlangte HBOT erst im 20. Jahrhundert medizinische Bedeutung. Die Behandlung fand ihren Einsatz im Ersten und Zweiten Weltkrieg zur Behandlung der Dekompressionskrankheit bei Tauchern.

In der Neuzeit kam es zu einer Ausweitung der HBOT-Anwendungen, und die fortlaufende Forschung hat neue therapeutische Möglichkeiten aufgedeckt. Heute ist es ein entscheidendes Element im medizinischen Bereich und entwickelt sich ständig weiter, da Forscher tiefer in seine Mechanismen und potenziellen Vorteile eintauchen.

Ziel des Buches ist es, ein umfassendes Verständnis der hyperbaren Sauerstofftherapie zu vermitteln und eine Mischung aus wissenschaftlichen Erkenntnissen und praktischen Informationen zu bieten. Es ist so strukturiert, dass es sowohl medizinisches Fachpersonal als auch das allgemeine Publikum durch die komplexe HBOT-Landschaft führt.

Die Leser begeben sich auf eine Reise von den Grundlagen und der Erkundung der Grundkonzepte von HBOT bis hin zu fortgeschrittenen Anwendungen bei verschiedenen medizinischen Erkrankungen. Das Buch ist nicht nur eine Informationsquelle, sondern auch ein praktischer Leitfaden für alle, die eine hyperbare Sauerstofftherapie in Erwägung ziehen oder sich einer solchen unterziehen möchten.

Jedes Kapitel befasst sich mit verschiedenen Facetten von HBOT, beginnend mit seinen Mechanismen und physiologischen Wirkungen. Die verschiedenen Arten von Überdruckkammern werden besprochen und geben Aufschluss über die Technologie, die diesem Therapieansatz zugrunde liegt. Anschließend geht das Buch durch spezifische Erkrankungen, die mit HBOT behandelt werden, darunter Wundheilung, Dekompressionskrankheit und die neuen Anwendungen bei neurologischen Erkrankungen und der Pädiatrie.

Die Erzählung umfasst Geschichten und Erfahrungsberichte aus dem wirklichen Leben und verleiht der wissenschaftlichen Erforschung eine menschliche Note. Sicherheitsaspekte und mögliche Nebenwirkungen werden berücksichtigt, um ein ausgewogenes Verständnis zu gewährleisten und den Lesern Wissen für eine fundierte Entscheidungsfindung zu vermitteln.

Darüber hinaus untersucht das Buch die aktuelle Forschungslandschaft und beleuchtet laufende Studien und mögliche zukünftige Richtungen. Sicherheitsprotokolle, die Zusammenarbeit mit medizinischem

Fachpersonal und die Integration von HBOT in die klinische Praxis stehen im Vordergrund und bieten praktische Einblicke für medizinische Fachkräfte, die diese Therapie in ihr Toolkit integrieren möchten.

In den abschließenden Kapiteln bietet das Buch eine Reflexion über die Zukunft der hyperbaren Sauerstofftherapie und stellt mögliche Innovationen und Bereiche für weitere Forschung vor. Ein umfassendes Glossar, Ressourcen für zusätzliche Lektüre und ein Index erhöhen den Nutzen des Buches als Nachschlagewerk.

Im Wesentlichen dient dieses Buch als Leuchtturm, der die Tiefen der hyperbaren Sauerstofftherapie beleuchtet, von ihren historischen Wurzeln bis zu den Spitzen des medizinischen Fortschritts. Ganz gleich, ob Sie medizinisches Fachpersonal, Patient oder jemand sind, der sich für das Heilungspotenzial von Sauerstoff interessiert, dieses Buch soll ein wertvoller Begleiter bei Ihrer Erforschung der hyperbaren Sauerstofftherapie sein.

KAPITEL EINS

Hyperbare Sauerstofftherapie verstehen

Wirkmechanismus

Die Wirksamkeit der hyperbaren Sauerstofftherapie (HBOT) liegt in ihrem komplexen Wirkmechanismus, der die Heilkraft von Sauerstoff unter erhöhtem Atmosphärendruck nutzt. Wenn sich eine Person einer HBOT unterzieht, atmet sie reinen Sauerstoff in einer versiegelten Kammer ein, in der der Druck höher als der Atmosphärendruck ist.

Bei erhöhtem Druck löst sich Sauerstoff in deutlich höheren Konzentrationen im Blutkreislauf auf. Diese Hyperoxygenierung dient zwei Hauptzwecken. Erstens erhöht es die Sauerstofftransportkapazität der roten Blutkörperchen und sorgt so für eine effizientere Sauerstoffversorgung des Gewebes. Zweitens ermöglicht es, dass sich Sauerstoff direkt im Plasma auflöst und so Bereiche mit beeinträchtigter Durchblutung erreicht, beispielsweise beschädigtes Gewebe oder Wunden.

Darüber hinaus löst HBOT die Freisetzung von Wachstumsfaktoren und Stammzellen aus und fördert so die

Geweberegeneration. Die Therapie hat auch entzündungshemmende Wirkungen, indem sie Immunreaktionen moduliert, oxidativen Stress reduziert und die Expression von Entzündungsmarkern verringert.

Das Verständnis der durch HBOT hervorgerufenen molekularen und zellulären Veränderungen gibt Einblick in seine Vielseitigkeit. Von der Unterstützung der Wundheilung bis hin zur Linderung der Auswirkungen neurologischer Verletzungen passt sich der Mechanismus der Therapie an verschiedene physiologische Kontexte an.

Physiologische Auswirkungen auf den Körper

HBOT hat einen tiefgreifenden Einfluss auf verschiedene physiologische Prozesse und beeinflusst sowohl systemische als auch lokale Reaktionen im Körper. Eine der Hauptwirkungen ist die erhöhte Sauerstoffzufuhr zum Gewebe. Diese verbesserte Sauerstoffversorgung trägt zu einem verbesserten Zellstoffwechsel bei, erleichtert die Energieproduktion und unterstützt die natürlichen Heilungsmechanismen des Körpers.

Die Therapie wirkt sich besonders positiv auf die Wundheilung aus. Erhöhte Sauerstoffwerte fördern die Kollagenbildung, beschleunigen die Gewebereparatur und fördern die Bildung neuer Blutgefäße (Angiogenese). Dies macht HBOT zu einer wirksamen Zusatzbehandlung bei chronischen Wunden, nicht heilenden Geschwüren und durch Strahlentherapie verursachten Gewebeschäden.

Bei neurologischen Anwendungen zeigt HBOT neuroprotektive Wirkungen. Es wurde für Erkrankungen wie Schlaganfall und traumatische Hirnverletzungen untersucht, bei denen die erhöhte

Sauerstoffverfügbarkeit dazu beiträgt, Sekundärschäden zu mildern, Entzündungen zu reduzieren und die neuronale Erholung zu unterstützen. Der Einfluss der Therapie erstreckt sich auf die Neuroplastizität und verbessert die Anpassungs- und Reparaturfähigkeit des Gehirns.

HBOT spielt auch eine Rolle bei der Bekämpfung von Infektionen. Sauerstoff ist ein starkes antimikrobielles Mittel und die während der Therapie zugeführten erhöhten Mengen schaffen eine unwirtliche Umgebung für bestimmte Bakterien und Pilze. Diese antimikrobielle Wirkung trägt zur

Behandlung von Infektionen bei, insbesondere bei chronischer Osteomyelitis oder beeinträchtigter Wundheilung.

Es ist jedoch wichtig zu beachten, dass die physiologischen Wirkungen von HBOT kontextabhängig sind. Obwohl es unter bestimmten Bedingungen Vorteile bietet, ist seine Anwendung nicht universell geeignet. Das Verständnis der differenzierten Wechselwirkungen zwischen erhöhten Sauerstoffwerten und verschiedenen Körpersystemen ist für die Optimierung therapeutischer Ergebnisse von entscheidender Bedeutung.

Indikationen und Kontraindikationen

HBOT hat ein vielfältiges Indikationsspektrum und ist daher eine vielseitige Therapiemethode. Um zu verstehen, wann HBOT in Betracht gezogen werden sollte, müssen Bedingungen erkannt werden, bei denen sich eine erhöhte Sauerstoffversorgung positiv auf die Ergebnisse auswirken kann.

Hinweise

1. Wundheilung: Chronische Wunden, diabetische Fußgeschwüre und nicht

heilende chirurgische Wunden profitieren von der Fähigkeit von HBOT, die Gewebereparatur und Angiogenese zu stimulieren.

2. Dekompressionskrankheit:
Dieser allgemein als „Biegen" bekannte Zustand tritt bei Tauchern auf, die zu schnell aufsteigen. HBOT hilft, Stickstoffblasen im Blutkreislauf zu beseitigen.

3. Kohlenmonoxidvergiftung: Durch die Beschleunigung der Ausscheidung von Kohlenmonoxid aus dem Körper und die Förderung der Sauerstoffversorgung des

Gewebes ist HBOT ein entscheidender Eingriff bei Vergiftungen.

4. Strahlenschäden: HBOT hilft bei der Wiederherstellung von durch Strahlentherapie geschädigtem Gewebe, reduziert Nebenwirkungen und fördert die Heilung.

Kontraindikationen:

1. Unbehandelter Pneumothorax: Der erhöhte Druck während der HBOT kann einen unbehandelten Pneumothorax verschlimmern, bei dem Luft in den Raum zwischen Lunge und Brustwand eindringt.

2. Bestimmte Atemwegserkrankungen: Personen mit chronisch obstruktiver Lungenerkrankung (COPD) oder schweren Atemwegsinfektionen können Schwierigkeiten haben, erhöhte Sauerstoffwerte zu vertragen.

3. Klaustrophobie: Die geschlossene Beschaffenheit von Überdruckkammern kann für Personen mit schwerer Klaustrophobie ungeeignet sein.

4. Anfallsleiden: Obwohl der Zusammenhang zwischen HBOT und Anfällen komplex ist, ist bei Personen

mit unkontrollierten Anfallsleiden Vorsicht geboten.

5. Schwangerschaft: Es liegen nur begrenzte Daten zur Sicherheit von HBOT während der Schwangerschaft vor und es wird Vorsicht geboten, um potenzielle Risiken für den Fötus zu vermeiden.

Das Verständnis des differenzierten Zusammenspiels dieser Indikationen und Kontraindikationen ist für medizinisches Fachpersonal, das HBOT verschreibt, und für Patienten, die eine Therapie in Betracht ziehen oder sich einer solchen unterziehen, von entscheidender

Bedeutung. Eine sorgfältige Bewertung der Krankengeschichte des Einzelnen, der Art der Erkrankung sowie der potenziellen Vorteile und Risiken leitet den Entscheidungsprozess und stellt sicher, dass HBOT mit Bedacht eingesetzt wird, um optimale Ergebnisse zu erzielen.

KAPITEL ZWEI

Arten von Überdruckkammern

Einsitzer-Kammern:

Monoplace-Überdruckkammern sind für die Unterbringung einer einzelnen Person während einer Behandlungssitzung konzipiert. Diese Kammern sind in der Regel transparent oder verfügen über klare Sichtfenster, was dazu beiträgt, das Gefühl der Klaustrophobie zu lindern. Der Patient liegt auf einem Behandlungstisch, der in die Kammer geschoben wird, und sobald er sich darin befindet, wird die Kammer mit 100 % Sauerstoff unter Druck gesetzt.

Einer der Hauptvorteile von Monoplace-Kammern ist ihre Einfachheit und einfache Bedienung. Die fokussierte Umgebung ermöglicht personalisierte Behandlungspläne, die auf die individuellen Bedürfnisse des Patienten zugeschnitten sind. Darüber hinaus hilft die Transparenz der Kammer dem medizinischen Personal, den Patienten während der gesamten Sitzung zu überwachen und mit ihm zu kommunizieren, was das Gesamterlebnis verbessert.

Monoplatzkammern werden häufig in Krankenhäusern, ambulanten Einrichtungen oder Privatkliniken eingesetzt. Durch ihr kompaktes Design und ihre Effizienz eignen sie sich für ein breites Anwendungsspektrum, darunter Wundheilung, Kohlenmonoxidvergiftung und bestimmte neurologische Erkrankungen. Aufgrund ihrer Kapazität für einen einzelnen Patienten sind sie jedoch möglicherweise nicht die zeiteffizienteste Option für größere Gesundheitseinrichtungen mit hohem Patientenaufkommen.

Mehrplatzkammern:

Im Gegensatz zu Einplatzkammern sind Mehrplatz-Überdruckkammern für die gleichzeitige Aufnahme mehrerer Personen ausgelegt. Diese Kammern werden mit Luft unter Druck gesetzt und die Patienten atmen während der Behandlung reinen Sauerstoff durch Masken oder Hauben ein. Aufgrund der großen Größe der Kammer kann medizinisches Personal wie Krankenschwestern und Techniker während der Sitzung anwesend sein und den Patienten direkt betreuen und überwachen.

Mehrplatzkammern bieten Effizienzvorteile, da sie mehrere

Patienten gleichzeitig behandeln können und eignen sich daher für Krankenhäuser oder große Gesundheitseinrichtungen mit hohem Patientendurchsatz. Die Möglichkeit, die Pflege direkt in der Kammer zu leisten, gewährleistet eine sofortige Reaktion auf alle Probleme, die während der Behandlung auftreten können. Der größere Raum ermöglicht auch die Durchführung bestimmter medizinischer Eingriffe, was die Vielseitigkeit der Kammer erhöht.

Die Verwendung von Luft als Druckgas in Mehrplatzkammern erfordert jedoch, dass Patienten Sauerstoff über Masken oder Hauben einatmen, was weniger angenehm sein kann als das Einatmen von 100 % Sauerstoff in einer Einplatzkammer. Dennoch bleiben Mehrplatzkammern eine praktische und wirksame Lösung für eine Vielzahl von Erkrankungen, einschließlich Dekompressionskrankheit und chronischen nicht heilenden Wunden.

Tragbare Kammern:

Tragbare Überdruckkammern, auch milde Überdruckkammern genannt, sind eine neuere Entwicklung auf dem Gebiet der hyperbaren Sauerstofftherapie. Im Gegensatz zu Einplatz- und Mehrplatzkammern haben tragbare

Kammern typischerweise weiche Seiten und können transportiert und an verschiedenen Orten aufgestellt werden. Diese Kammern werden mit Umgebungsluft unter Druck gesetzt und die Patienten atmen konzentrierten Sauerstoff durch eine Maske ein.

Die Tragbarkeit dieser Kammern bietet Flexibilität hinsichtlich des Behandlungsorts und eignet sich daher für ambulante Kliniken, Wellnesszentren oder sogar für den Heimgebrauch. Es ist jedoch wichtig zu beachten, dass tragbare Kammern im Vergleich zu herkömmlichen Kammern mit niedrigeren Drücken arbeiten, was sich auf den Gehalt an gelöstem Sauerstoff im Blutkreislauf auswirken kann.

Tragbare Kammern kommen für Erkrankungen in Betracht, bei denen eine milde Überdrucktherapie ausreicht, wie etwa allgemeines Wohlbefinden, Müdigkeit oder bestimmte neurologische Erkrankungen. Sie werden normalerweise nicht für kritische medizinische Zustände verwendet, die die höheren Drücke erfordern, die von Einplatz- oder Mehrplatzkammern bereitgestellt werden.

Überlegungen bei der Auswahl einer Überdruckkammer:

Die Auswahl des geeigneten Überdruckkammertyps hängt von verschiedenen Faktoren ab, darunter der Art der zu behandelnden Erkrankung, dem verfügbaren Platz in der Gesundheitseinrichtung, dem Patientenkomfort und dem gewünschten Behandlungsprotokoll.

1. Medizinischer Zustand: Verschiedene Kammern können für bestimmte medizinische Bedingungen besser geeignet sein. Einplatzkammern mit ihrer fokussierten Behandlungsumgebung werden oft für die Wundheilung bevorzugt, während

Mehrplatzkammern bei Erkrankungen wie der Dekompressionskrankheit wirksam sind.

2. Platz und Durchsatz: Die Größe und Kapazität der Anlage spielen eine Rolle bei der Wahl zwischen Einplatz- und Mehrplatzkammern. Krankenhäuser mit einem hohen Patientenaufkommen können von der Effizienz von Kammern mit mehreren Plätzen profitieren, während kleinere Kliniken oder Kliniken mit eingeschränktem Platzangebot Kammern mit nur einem Platz möglicherweise praktischer finden.

3. Patientenkomfort und -präferenzen: Einige Patienten bevorzugen möglicherweise die Transparenz von Monoplace-Kammern, die dazu beitragen können, das Gefühl der Klaustrophobie zu lindern. Andere mögen den sozialen Aspekt von Mehrbettzimmern zu schätzen wissen, in denen sie gemeinsam mit der Familie oder Freunden eine Behandlung durchführen können.

4. Behandlungsprotokoll: Das vorgeschriebene Behandlungsprotokoll, einschließlich Druck und Dauer, kann die Wahl der Kammer beeinflussen. Bedingungen, die höhere Drücke oder spezielle medizinische Eingriffe

erfordern, können den Einsatz von Mehrplatzkammern erforderlich machen.

5. Tragbarkeit und Komfort: Tragbare Kammern bieten den Vorteil der Mobilität und eignen sich daher für Orte, an denen herkömmliche Kammern möglicherweise nicht realisierbar sind. Allerdings schränken ihre geringeren Druckfähigkeiten ihren Einsatz bei bestimmten medizinischen Erkrankungen ein.

Zusammenfassend lässt sich sagen, dass die Wahl zwischen Einplatz-, Mehrplatz- oder tragbaren Überdruckkammern eine sorgfältige Abwägung verschiedener

Faktoren erfordert. Jeder Typ hat seine einzigartigen Vorteile und Anwendungen und trägt zur Vielseitigkeit der hyperbaren Sauerstofftherapie in verschiedenen Gesundheitseinrichtungen bei. Mit fortschreitender Technologie prägen kontinuierliche Forschung und Innovation im Kammerdesign weiterhin die Landschaft der Überdruckmedizin und erweitern ihre Zugänglichkeit und Wirksamkeit in verschiedenen medizinischen Kontexten.

KAPITEL DREI

Mit hyperbarer Sauerstofftherapie (HBOT) behandelte Erkrankungen

Wundheilung:

Die hyperbare Sauerstofftherapie (HBOT) hat eine bemerkenswerte Wirksamkeit bei der Förderung der Wundheilung gezeigt, insbesondere in Fällen, in denen herkömmliche Behandlungen sich als unzureichend erwiesen haben. Die Fähigkeit der Therapie, die Sauerstoffversorgung des Gewebes zu verbessern, spielt in verschiedenen Phasen der Wundheilung eine entscheidende Rolle.

Bei chronischen Wunden wie diabetischen Fußgeschwüren oder nicht heilenden Operationswunden kann eine unzureichende Sauerstoffversorgung den normalen Heilungsprozess behindern. HBOT begegnet dieser Herausforderung, indem es den Blutkreislauf mit einem erhöhten Sauerstoffgehalt sättigt. Dies wiederum stimuliert die Angiogenese (die Bildung neuer Blutgefäße) und die Kollagensynthese, entscheidende Komponenten der Geweberegeneration.

Die durch HBOT ermöglichte Hyperoxygenierung steigert auch die Aktivität der weißen Blutkörperchen und fördert so ein antimikrobielles Milieu. Dies ist insbesondere dann von Vorteil, wenn Infektionen den Wundheilungsprozess erschweren. Durch die Stärkung der natürlichen Abwehrkräfte des Körpers trägt HBOT zur Heilung von Infektionen bei und beschleunigt den gesamten Heilungsverlauf.

Darüber hinaus wird HBOT bei Quetschverletzungen oder traumatischen Wunden eingesetzt, bei denen eine beeinträchtigte Blutversorgung eine erhebliche Herausforderung darstellt. Die Therapie hilft bei der Rettung geschädigten Gewebes, indem sie den notwendigen Sauerstoffgehalt bereitstellt, um den Zellstoffwechsel zu unterstützen und Sekundärschäden zu minimieren.

Dekompressionskrankheit:

Die Dekompressionskrankheit (DCS), allgemein bekannt als „Bends", ist eine Erkrankung, die auftreten kann, wenn Taucher zu schnell aufsteigen, was zur Bildung von Stickstoffblasen im Blutkreislauf führt. HBOT ist eine primäre und hochwirksame Behandlung für DCS und bietet ein Mittel zur Beseitigung dieser Stickstoffblasen und zur Linderung der Symptome.

Während eines Tauchgangs nimmt der Körper aufgrund des erhöhten Drucks unter Wasser vermehrt Stickstoff auf. Wenn ein Taucher zu schnell aufsteigt, führt der reduzierte Druck dazu, dass sich Stickstoffblasen bildet, was zu Symptomen wie Gelenkschmerzen, Schwindel und in schweren Fällen zu neurologischen Komplikationen führt. HBOT bekämpft DCS, indem es den Taucher in einer Überdruckkammer erneut komprimiert, wodurch die Größe der Stickstoffblasen effektiv reduziert und deren Beseitigung gefördert wird.

Die unter Druck stehende Umgebung in der Überdruckkammer erleichtert die Auflösung von Stickstoff zurück in den Blutkreislauf, sodass der Körper ihn sicher durch die Atmung ausstoßen kann. Die rechtzeitige Verabreichung von HBOT ist bei DCS-Fällen von entscheidender Bedeutung, um das Fortschreiten der Symptome zu verhindern und mögliche Langzeitkomplikationen zu minimieren.

Kohlenmonoxidvergiftung:

Eine Kohlenmonoxidvergiftung (CO) tritt auf, wenn Personen hohen Mengen Kohlenmonoxidgas ausgesetzt sind, was häufig auf eine unvollständige Verbrennung von Kraftstoffen zurückzuführen ist. CO bindet stark an Hämoglobin, verringert die Sauerstofftransportkapazität des Blutes und führt zu Hypoxie. HBOT ist ein entscheidender Eingriff bei schwerer Kohlenmonoxidvergiftung.

In einer Überdruckkammer beschleunigt der erhöhte Atmosphärendruck die Ausscheidung von Kohlenmonoxid aus dem Körper. Das Einatmen von 100 % Sauerstoff in dieser Druckumgebung verstärkt die Verdrängung von CO aus dem Hämoglobin und fördert dessen Ausscheidung über die Lunge. Dieser Vorgang ist deutlich schneller als das Einatmen von Umgebungsluft bei normalem Atmosphärendruck.

HBOT hilft nicht nur bei der Entfernung von Kohlenmonoxid, sondern lindert auch die langfristigen neurologischen Auswirkungen, die mit schweren Vergiftungen einhergehen. Durch die Verbesserung der Sauerstoffversorgung des Gewebes, insbesondere des Gehirns, unterstützt es die Wiederherstellung der Nervenfunktion und verringert das

Risiko kognitiver und neurologischer Folgeerscheinungen.

Strahlenschaden:

Bei Patienten, die sich einer Strahlentherapie wegen Krebs unterziehen, können Nebenwirkungen auftreten, die sich auf das umliegende Gewebe auswirken und zu Erkrankungen führen, die als Strahlenverletzung oder strahleninduzierte Gewebeschädigung bekannt sind. HBOT hat sich als wertvolle Zusatztherapie zur Bewältigung und Linderung der Auswirkungen von Strahlenschäden erwiesen.

Strahlung kann Blutgefäße und Bindegewebe schädigen und den normalen Wundheilungsprozess beeinträchtigen. HBOT geht diese Herausforderungen an, indem es die Angiogenese fördert und die Sauerstoffversorgung des Gewebes verbessert. Die Therapie erleichtert die Wiederherstellung geschädigten Gewebes, reduziert Entzündungen, fördert die Kollagenbildung und unterstützt die allgemeine Heilungsreaktion.

Bei Osteoradionekrose, einer Erkrankung, bei der eine Strahlentherapie den Knochen beeinträchtigt, hat sich die HBOT als wirksam bei der Förderung der Knochenheilung und der Verhinderung einer weiteren Verschlechterung erwiesen. Durch die Stimulierung der Bildung neuer Blutgefäße und die Unterstützung des Zellstoffwechsels trägt HBOT zur Wiederherstellung der Knochengesundheit in betroffenen Bereichen bei.

Darüber hinaus wird HBOT bei Strahlenschäden des Weichgewebes in Betracht gezogen, da die Therapie dabei hilft, die Fibrose zu reduzieren und die Elastizität des betroffenen Gewebes zu verbessern. Dieser vielschichtige Ansatz macht HBOT zu einem wertvollen Bestandteil der umfassenden Betreuung von Personen, die mit den Folgen einer Strahlentherapie zu kämpfen haben.

Zusammenfassend lässt sich sagen, dass die hyperbare Sauerstofftherapie ihre Vielseitigkeit bei der Behandlung einer Reihe von Erkrankungen beweist, von Komplikationen bei der Wundheilung bis hin zu den komplexen Herausforderungen durch Dekompressionskrankheit, Kohlenmonoxidvergiftung und Strahlenschäden. Die Fähigkeit der Therapie, das Heilungspotenzial von Sauerstoff unter erhöhtem

Atmosphärendruck zu nutzen, hat sie zu einer unverzichtbaren Modalität in der modernen Medizin gemacht und bietet Hoffnung und Heilung in verschiedenen klinischen Szenarien.

KAPITEL VIER

Anwendung bei neurologischen Erkrankungen

Schlaganfall:

Die hyperbare Sauerstofftherapie (HBOT) hat sich als vielversprechende Zusatzbehandlung für Personen erwiesen, die einen Schlaganfall erlitten haben, eine Erkrankung, bei der eine Störung des Blutflusses zum Gehirn zu einer Schädigung der Gehirnzellen führt. Bei der therapeutischen Anwendung von HBOT bei Schlaganfällen geht es um die Fähigkeit, zwei entscheidende Aspekte anzugehen: die Reduzierung von

Entzündungen und die Förderung der Neuroplastizität.

Bei einem Schlaganfall kommt es häufig zu einer verminderten Sauerstoffversorgung des betroffenen Hirngewebes, was zu Entzündungen und der Bildung reaktiver Sauerstoffspezies führt. HBOT hilft, diese Entzündungsreaktion zu mildern, indem es dem betroffenen Bereich hohe Mengen Sauerstoff zuführt. Die erhöhte Sauerstoffverfügbarkeit unterstützt den Zellstoffwechsel, reduziert oxidativen Stress und trägt zur Lösung von Entzündungen bei.

Darüber hinaus spielt HBOT eine Rolle bei der Neuroplastizität, der Fähigkeit des Gehirns, sich durch die Bildung neuer neuronaler Verbindungen neu zu organisieren. Nach einem Schlaganfall durchläuft das Gehirn einen komplexen Prozess der Neuverdrahtung, um die geschädigten Bereiche auszugleichen. Die durch HBOT geschaffene sauerstoffreiche Umgebung unterstützt diese neuroplastischen Veränderungen und fördert möglicherweise die Wiederherstellung der motorischen Funktion und der kognitiven Fähigkeiten.

Forschungsstudien und klinische Studien, die den Einfluss von HBOT auf die Genesung nach einem Schlaganfall untersuchen, haben vielversprechende Ergebnisse gezeigt. Obwohl es sich bei der Therapie nicht um eine eigenständige Behandlung von Schlaganfällen handelt, gilt sie als wertvolle Ergänzung zu herkömmlichen Rehabilitationsstrategien und bietet das Potenzial, die Genesung zu beschleunigen und die Gesamtergebnisse zu verbessern.

Schädel-Hirn-Trauma:

Ein Schädel-Hirn-Trauma (TBI) stellt aufgrund der komplexen und oft unvorhersehbaren Natur der Verletzung eine große Herausforderung dar. HBOT hat als potenzielle therapeutische Intervention bei TBI Aufmerksamkeit erregt, da seine Wirkmechanismen darauf abzielen, verschiedene Aspekte der Pathophysiologie der Verletzung anzugehen.

Bei Schädel-Hirn-Trauma löst das anfängliche Trauma eine Kaskade von Ereignissen aus, darunter Entzündungen, verminderte Durchblutung und die Freisetzung neurotoxischer Substanzen. HBOT geht diese Prozesse an, indem es die Sauerstoffversorgung des verletzten Hirngewebes fördert. Die Therapie hilft, Hypoxie (Sauerstoffmangel) entgegenzuwirken, unterstützt den Zellstoffwechsel und trägt zur Lösung von Entzündungen bei.

Darüber hinaus hat sich gezeigt, dass HBOT eine neuroprotektive Wirkung hat und Sekundärschäden reduziert, die in den Stunden und Tagen nach der ersten Verletzung auftreten können. Die Wirkung der Therapie auf die Linderung von oxidativem Stress und die Unterstützung der natürlichen Reparaturmechanismen des Gehirns trägt zu ihrem Potenzial bei der TBI-Behandlung bei.

Klinische Studien, die den Einsatz von HBOT bei TBI untersuchen, haben gemischte Ergebnisse gezeigt, und die optimalen Protokolle für die Behandlung sind immer noch Gegenstand laufender Forschung. Die in einigen Fällen beobachteten potenziellen Vorteile, wie etwa eine verbesserte kognitive Funktion und weniger Langzeitkomplikationen, verdeutlichen jedoch die Notwendigkeit einer weiteren Erforschung der Rolle von HBOT bei der umfassenden Versorgung von Personen mit traumatischen Hirnverletzungen.

Neurodegenerative Krankheiten:

Die Anwendung der hyperbaren Sauerstofftherapie bei neurodegenerativen Erkrankungen stellt ein wachsendes Interessengebiet in der medizinischen Gemeinschaft dar. Obwohl es sich nicht um eine Heilung handelt, verspricht HBOT, die Symptome zu lindern und möglicherweise das Fortschreiten bestimmter neurodegenerativer Erkrankungen zu beeinflussen, darunter die Alzheimer-Krankheit, die Parkinson-Krankheit und die Amyotrophe Lateralsklerose (ALS).

Bei der Alzheimer-Krankheit, die durch die Ansammlung von Beta-Amyloid-Plaques im Gehirn gekennzeichnet ist, liegt das Potenzial von HBOT in seiner Fähigkeit, die Sauerstoffversorgung zu verbessern und die kognitiven Funktionen zu unterstützen. Die entzündungshemmende Wirkung der Therapie kann auch zur Verringerung der mit Alzheimer verbundenen Neuroinflammation beitragen.

Bei der Parkinson-Krankheit kommt es zur Degeneration dopaminproduzierender Neuronen im

Gehirn. Während die genauen Mechanismen noch untersucht werden, deuten einige Studien darauf hin, dass HBOT möglicherweise neuroprotektive Wirkungen hat und möglicherweise das Fortschreiten der Krankheit verlangsamt. Der Einfluss der Therapie auf die Mitochondrienfunktion und den Zellstoffwechsel ist im Zusammenhang mit neurodegenerativen Erkrankungen von besonderem Interesse.

Bei ALS, einer fortschreitenden Motoneuronerkrankung, werden die potenziellen Vorteile von HBOT in präklinischen und klinischen Umgebungen untersucht. Die Fähigkeit der Therapie, die Sauerstoffversorgung des Gewebes zu verbessern und Entzündungen zu lindern, könnte Auswirkungen auf die Erhaltung der motorischen Funktion bei Personen mit ALS haben.

Obwohl sich die Forschung auf diesem Gebiet noch in einem frühen Stadium befindet, ist HBOT aufgrund seiner vielfältigen Wirkmechanismen ein überzeugender Ansatz für die Erforschung neurodegenerativer Erkrankungen. Es ist wichtig zu beachten, dass die individuellen Reaktionen auf HBOT unterschiedlich sein können und die Therapie kein Ersatz für etablierte Behandlungen ist. Die laufende Forschung zielt darauf ab, Protokolle zu verfeinern, bestimmte Subpopulationen zu identifizieren, die am meisten davon profitieren könnten, und die zugrunde liegenden Mechanismen weiter aufzuklären, die HBOT zu einer potenziell wertvollen Komponente bei der Behandlung neurodegenerativer Erkrankungen machen.

Zusammenfassend lässt sich sagen, dass die hyperbare Sauerstofftherapie im Bereich neurologischer Störungen vielversprechend ist und einen vielfältigen Ansatz zur Behandlung der

Komplexität von Schlaganfällen, traumatischen Hirnverletzungen und neurodegenerativen Erkrankungen bietet. Während sich das Fachgebiet durch laufende Forschung weiterentwickelt, unterstreicht das Potenzial der HBOT, bestehende Behandlungen zu ergänzen und die Ergebnisse für Personen, die mit diesen herausfordernden Erkrankungen zu kämpfen haben, zu verbessern, ihre Bedeutung in der Landschaft der modernen Neurotherapeutika.

KAPITEL FÜNF

Pädiatrische Anwendungen

Zerebralparese:

Die hyperbare Sauerstofftherapie (HBOT) hat aufgrund ihrer potenziellen Anwendungen in der pädiatrischen Neurologie Aufmerksamkeit erregt, insbesondere bei der Behandlung von Erkrankungen wie Zerebralparese (CP). CP ist eine Gruppe neurologischer Störungen, die Bewegung und Körperhaltung beeinträchtigen und häufig auf eine Schädigung des sich entwickelnden Gehirns während der

Schwangerschaft, Geburt oder im frühen Säuglingsalter zurückzuführen sind.

Die Rolle von HBOT bei CP beruht auf seiner Fähigkeit, die Sauerstoffversorgung des Gewebes zu verbessern, wodurch möglicherweise die Auswirkungen von Hypoxie gemildert und die Neuroplastizität gefördert werden. Im Zusammenhang mit CP, bei dem eine beeinträchtigte motorische Funktion im Vordergrund steht, zielt die Therapie darauf ab, sowohl die zugrunde liegenden neurologischen Faktoren als auch die damit verbundenen Komplikationen anzugehen.

Der durch HBOT bereitgestellte erhöhte Sauerstoffgehalt trägt zu einem verbesserten Zellstoffwechsel bei und unterstützt die natürlichen Reparaturmechanismen des Gehirns. Studien, die den Einsatz von HBOT bei CP untersuchen, haben über positive Ergebnisse berichtet, darunter eine verbesserte motorische Funktion, eine verringerte Spastik und Verbesserungen bei Aktivitäten des täglichen Lebens.

Bemerkenswert ist auch die Wirkung der Therapie auf die Entzündung, da Neuroinflammation an der Progression der CP beteiligt ist. Durch die Modulation der Immunantwort und die

Reduzierung des oxidativen Stresses kann HBOT dazu beitragen, ein günstigeres Umfeld für die neurologische Erholung zu schaffen.

Es ist wichtig zu beachten, dass die Anwendung von HBOT in pädiatrischen Fällen, einschließlich CP, eine sorgfältige Prüfung individueller Behandlungspläne erfordert. Das Alter, die Schwere der Symptome und die spezifischen Herausforderungen, mit denen jedes Kind konfrontiert ist, beeinflussen die Entscheidung, HBOT in den gesamten Managementansatz einzubeziehen. Die Zusammenarbeit zwischen medizinischen Fachkräften, einschließlich pädiatrischer Neurologen und Rehabilitationsspezialisten, spielt eine entscheidende Rolle bei der Bestimmung der Eignung und des potenziellen Nutzens von HBOT für Kinder mit CP.

Autismus-Spektrum-Störungen:

Die Erforschung der hyperbaren Sauerstofftherapie (HBOT) im Bereich der pädiatrischen Neurologie erstreckt sich auf Autismus-Spektrum-Störungen (ASD). ASD umfasst eine Reihe von neurologischen Entwicklungsstörungen, die durch Herausforderungen in der sozialen Interaktion, Kommunikation und sich wiederholenden Verhaltensweisen gekennzeichnet sind. Während die Ursachen von ASD komplex und multifaktoriell sind, hat die Forschung die potenziellen Vorteile von HBOT als ergänzende Intervention untersucht.

Bei ASD wurden Anomalien in der Struktur, Funktion und Konnektivität des Gehirns festgestellt. Es wird angenommen, dass die Wirkmechanismen von HBOT, einschließlich einer verbesserten Sauerstoffzufuhr und entzündungshemmenden Wirkungen, diese neurologischen Aspekte beeinflussen. Durch die Bereitstellung eines erhöhten Sauerstoffgehalts im Gehirngewebe zielt die Therapie darauf ab, den Zellstoffwechsel zu unterstützen, oxidativen Stress zu reduzieren und möglicherweise die Neuroinflammation zu modulieren.

Während die Zahl der Belege zur Erforschung von HBOT bei ASD wächst, ist es wichtig, das Thema aus einer differenzierten Perspektive anzugehen. Die Forschungsergebnisse variieren und die optimalen Behandlungsprotokolle werden noch untersucht. Einige Studien haben über Verbesserungen bestimmter Verhaltensweisen,

Kommunikationsfähigkeiten und sozialer Interaktionen bei Personen mit ASD nach HBOT berichtet. Allerdings tragen Herausforderungen wie die Heterogenität der ASD und die Notwendigkeit größerer, gut kontrollierter Studien zum anhaltenden Diskurs über die Wirksamkeit der Therapie in diesem Zusammenhang bei.

Die Entscheidung, HBOT bei pädiatrischen Fällen von ASD in Betracht zu ziehen, erfordert eine umfassende Beurteilung durch medizinisches Fachpersonal, einschließlich pädiatrischer Neurologen, Entwicklungspädiater und anderer

Spezialisten. Individuelle Behandlungspläne, die Berücksichtigung des Alters des Kindes und die Zusammenarbeit mit Familien sind entscheidende Aspekte bei der Bewältigung der potenziellen Rolle von HBOT bei der Behandlung von ASD.

Überlegungen bei pädiatrischen Anwendungen:

Bei der Untersuchung der Anwendung der hyperbaren Sauerstofftherapie (HBOT) in pädiatrischen Fällen spielen mehrere Überlegungen eine Rolle, um die Sicherheit und Angemessenheit der

Therapie für junge Patienten zu gewährleisten.

1. Alter und Entwicklungsstadium: Das Alter des Kindes und sein Entwicklungsstadium beeinflussen die potenziellen Vorteile und Risiken von HBOT. Pädiatrische Patienten benötigen möglicherweise spezielle Ansätze, um das Erlebnis angenehmer und weniger angstauslösend zu gestalten.

2. Zusammenarbeit mit pädiatrischen Spezialisten: Die erfolgreiche Integration von HBOT in die pädiatrische Versorgung erfordert die Zusammenarbeit mit einem

multidisziplinären Team von medizinischen Fachkräften. Pädiatrische Neurologen, Entwicklungspädiater, Rehabilitationsspezialisten und andere Experten bringen ihre Erkenntnisse ein, um umfassende Behandlungspläne zu erstellen.

3. Individuelle Behandlungspläne: Kinder mit neurologischen Erkrankungen stellen oft besondere Herausforderungen und unterschiedliche Bedürfnisse dar. Individuelle Behandlungspläne berücksichtigen die spezifischen Merkmale des Zustands des Kindes, die Schwere der Symptome sowie

die Vorlieben und Erwartungen der Familie.

4. Überwachung und Bewertung: Regelmäßige Überwachung und Bewertung sind entscheidende Bestandteile pädiatrischer HBOT-Anwendungen. Objektive Maßnahmen wie Neuroimaging und standardisierte Beurteilungen helfen dabei, Fortschritte zu verfolgen und Anpassungen des Behandlungsplans zu steuern.

5. Einverständniserklärung und Einbeziehung der Familie: Die Einverständniserklärung der Eltern oder

Erziehungsberechtigten ist ein grundlegender Aspekt pädiatrischer HBOT-Anwendungen. Eine offene Kommunikation mit den Familien, das Eingehen auf ihre Fragen und Anliegen und ihre Einbeziehung in die Entscheidungsfindung tragen zu einem kollaborativen und unterstützenden Pflegeumfeld bei.

6. Sicherheitsprotokolle: Spezielle Sicherheitsprotokolle für pädiatrische Fälle sind unerlässlich, um das Wohlergehen junger Patienten zu gewährleisten. Eine ordnungsgemäße Schulung des medizinischen Personals, die Einhaltung festgelegter Richtlinien

und eine kontinuierliche Überwachung während der HBOT-Sitzungen tragen zu einem sicheren Therapieerlebnis bei.

7. Ethische Überlegungen: Ethische Überlegungen spielen bei Entscheidungen zur pädiatrischen Gesundheitsfürsorge eine wichtige Rolle. Transparente Kommunikation mit Familien, Respekt vor Autonomie und Einhaltung ethischer Standards leiten die ethische Anwendung von HBOT in pädiatrischen Fällen.

Zusammenfassend lässt sich sagen, dass die Erforschung der hyperbaren Sauerstofftherapie in der pädiatrischen

Neurologie ein dynamisches und sich entwickelndes Feld widerspiegelt. Von der Bewältigung der Herausforderungen der Zerebralparese bis hin zur Untersuchung der potenziellen Vorteile bei Autismus-Spektrum-Störungen erfordert die Anwendung von HBOT in pädiatrischen Fällen einen differenzierten und kollaborativen Ansatz. Laufende Forschung, multidisziplinäre Zusammenarbeit und das Engagement für eine individuelle Betreuung tragen dazu bei, die Rolle von HBOT bei der Unterstützung des neurologischen Wohlbefindens von Kindern weiter zu erforschen.

KAPITEL SECHS

Forschung und Fortschritte in HBOT

Laufende Studien:

Die Landschaft der hyperbaren Sauerstofftherapie (HBOT) entwickelt sich ständig weiter. Laufende Forschungsstudien untersuchen ihre Wirksamkeit, Wirkmechanismen und mögliche Anwendungen bei verschiedenen medizinischen Erkrankungen. Diese Studien tragen zur Verfeinerung von Behandlungsprotokollen, zur

Identifizierung optimaler Patientenpopulationen und zur Ausweitung der HBOT auf neue Bereiche der Gesundheitsversorgung bei.

1. Schädel-Hirn-Trauma (TBI): Die laufende Forschung befasst sich mit den Auswirkungen von HBOT auf Schädel-Hirn-Trauma, wobei der Schwerpunkt auf der Aufklärung der spezifischen Mechanismen liegt, die zur Neuroprotektion und Genesung beitragen. Studien zielen darauf ab, die wirksamsten Behandlungsprotokolle, einschließlich Druckniveaus und Sitzungsdauern, zu ermitteln, um die

positiven Ergebnisse für Personen mit Schädel-Hirn-Trauma zu maximieren.

2. Chronische Wunden: Die Anwendung von HBOT bei der Heilung chronischer Wunden bleibt ein wichtiges Forschungsgebiet. Studien untersuchen seine Wirksamkeit bei verschiedenen Wundtypen, darunter diabetische Geschwüre, nicht heilende Operationswunden und Druckgeschwüre. Forscher wollen Protokolle verfeinern, um die Heilungsraten zu optimieren, Komplikationen zu reduzieren und die allgemeine Lebensqualität von Patienten mit chronischen Wunden zu verbessern.

3. Neurologische Erkrankungen: Laufende Studien im Bereich der Neurologie erforschen weiterhin das Potenzial von HBOT bei Erkrankungen wie Schlaganfall, Alzheimer-Krankheit und Parkinson-Krankheit. Forscher untersuchen die Auswirkungen der Therapie auf Neuroplastizität, Neuroinflammation und kognitive Funktionen und tragen so zum Verständnis bei, wie HBOT in umfassende Behandlungsansätze für neurologische Störungen integriert werden kann.

4. Post-Gehirnerschütterungssyndrom: Die Rolle von HBOT bei der Behandlung

der Symptome des Post-Gehirnerschütterungssyndroms ist Gegenstand laufender Forschung. Studien zielen darauf ab, festzustellen, ob die Therapie bei Personen, die eine Gehirnerschütterung erlitten haben, eine Linderung von anhaltenden Symptomen wie Kopfschmerzen, kognitiven Beeinträchtigungen und emotionalen Störungen bewirken kann.

5. Entzündliche Darmerkrankung (IBD): Neue Forschungsergebnisse untersuchen die potenziellen Vorteile von HBOT bei entzündlichen Darmerkrankungen, einschließlich Erkrankungen wie Morbus Crohn und Colitis ulcerosa. Die

entzündungshemmenden Wirkungen von HBOT sind von besonderem Interesse für die Linderung der mit IBD verbundenen Entzündungsprozesse und die Förderung der Gewebeheilung.

6. Unterstützung bei der Krebsbehandlung: Laufende Studien untersuchen die Rolle von HBOT als unterstützende Therapie bei der Krebsbehandlung. Forscher untersuchen, ob HBOT die Wirksamkeit bestimmter Krebsbehandlungen steigern, Nebenwirkungen reduzieren und das allgemeine Wohlbefinden von Personen verbessern kann, die sich einer Krebstherapie unterziehen.

7. Psychiatrische Erkrankungen: Einige Studien untersuchen die Auswirkungen von HBOT auf psychiatrische Erkrankungen, einschließlich Depressionen und posttraumatischer Belastungsstörung (PTBS). Forscher untersuchen, ob der Einfluss der Therapie auf Neuroplastizität und Neurotransmitterfunktion positive Auswirkungen auf die Stimmung und das emotionale Wohlbefinden haben kann.

8. Alterung und kognitiver Rückgang: Das Potenzial von HBOT bei der Bekämpfung des altersbedingten kognitiven Rückgangs und der Förderung

der kognitiven Belastbarkeit ist ein wachsendes Interessengebiet. Ziel der Studien ist es, die neuroprotektiven Mechanismen von HBOT und ihre Auswirkungen auf die kognitive Funktion in alternden Bevölkerungsgruppen aufzudecken.

Diese laufenden Studien stellen nur eine Momentaufnahme der dynamischen Forschungslandschaft rund um HBOT dar. Die Zusammenarbeit von Forschern, Klinikern und Gesundheitseinrichtungen weltweit trägt zur Anhäufung von Wissen bei, das die Zukunft der Überdruckmedizin prägt.

Neue therapeutische Bereiche:

Über die laufenden Studien hinaus erforscht die hyperbare Sauerstofftherapie neue Therapiebereiche, verschiebt die Grenzen ihrer Anwendungen und entdeckt neue Möglichkeiten zur Verbesserung der Patientenergebnisse. Diese aufstrebenden Bereiche verdeutlichen die Vielseitigkeit von HBOT und seine potenziellen Auswirkungen auf verschiedene Aspekte von Gesundheit und Wohlbefinden.

1. Regenerative Medizin: Die Fähigkeit von HBOT, die Stammzellaktivität zu

stimulieren und die Geweberegeneration zu fördern, steht im Einklang mit den Zielen der regenerativen Medizin. Forscher untersuchen, wie HBOT in regenerative Ansätze für Erkrankungen mit Gewebeschäden, Verletzungen oder Degeneration integriert werden kann.

2. Dermatologie: Neue Forschungen in der Dermatologie untersuchen das Potenzial von HBOT bei der Behandlung von Hauterkrankungen, wie z. B. der Wundheilung nach dermatologischen Eingriffen, der Reduzierung von Entzündungen bei entzündlichen Hauterkrankungen und der

Unterstützung der Genesung geschädigter Haut.

3. Sportmedizin: Sportler und Sportmediziner erforschen die Rolle von HBOT bei sportbedingten Verletzungen und Genesung. Studien untersuchen sein Potenzial, die Heilung von Muskel-Skelett-Verletzungen zu beschleunigen, Entzündungen zu reduzieren und die allgemeine Genesung von Sportlern zu verbessern.

4. Stoffwechselstörungen: Die Auswirkungen von HBOT auf Stoffwechselstörungen, einschließlich Erkrankungen wie Diabetes, sind ein

Bereich von zunehmendem Interesse. Forscher untersuchen, wie die Therapie zu einer verbesserten Wundheilung, einer Verringerung der mit Diabetes verbundenen Komplikationen und einer verbesserten Gefäßgesundheit beitragen kann.

5. Präventive Medizin: Einige Forschungsinitiativen untersuchen das Potenzial von HBOT als präventive Maßnahme, insbesondere bei alternden Bevölkerungsgruppen. Die Untersuchungen konzentrieren sich darauf, ob regelmäßige HBOT-Sitzungen zur kognitiven Belastbarkeit beitragen, das Risiko bestimmter altersbedingter

Erkrankungen verringern und das allgemeine Wohlbefinden fördern können.

6. Kombinationstherapien: Forscher erforschen die Synergien zwischen HBOT und anderen Therapiemodalitäten. Dazu gehört die Untersuchung, wie die Kombination von HBOT mit traditionellen medizinischen Behandlungen, Physiotherapie oder ergänzenden Therapien die Gesamtbehandlungsergebnisse für verschiedene Erkrankungen verbessern kann.

7. Gefäßgesundheit: Die Auswirkungen von HBOT auf die Gefäßgesundheit, einschließlich ihrer potenziellen Rolle bei der Verbesserung der Blutgefäßfunktion und der Verringerung des Risikos kardiovaskulärer Komplikationen, sind ein aufstrebendes Forschungsgebiet. Studien zielen darauf ab, herauszufinden, wie HBOT die Gefäßgesundheit über seine unmittelbaren Anwendungen hinaus positiv beeinflussen kann.

8. Zahn- und Mundgesundheit: Neue Forschungsergebnisse untersuchen die Anwendungen von HBOT in der Zahnheilkunde, einschließlich seiner möglichen Rolle bei der Unterstützung

der Heilung von Mundgewebe nach Eingriffen, der Reduzierung von Entzündungen bei parodontalen Erkrankungen und der Förderung der allgemeinen Mundgesundheit.

Während das Gebiet der Überdruckmedizin immer weiter voranschreitet, spiegelt die Erforschung neuer Therapiebereiche das Engagement von Forschern und medizinischen Fachkräften wider, das gesamte Spektrum der Möglichkeiten zu entdecken, die HBOT bietet. Diese aufstrebenden Grenzen versprechen, die therapeutische Reichweite der HBOT zu erweitern und zu innovativen Ansätzen im Gesundheitswesen beizutragen.

Zusammenfassend lässt sich sagen, dass die dynamische Forschungslandschaft und die Fortschritte in der hyperbaren Sauerstofftherapie deren Vielseitigkeit und mögliche Auswirkungen auf ein Spektrum medizinischer Erkrankungen unterstreichen. Laufende Studien und neue Therapiegebiete tragen zum sich weiterentwickelnden Verständnis von HBOT bei, prägen seine Rolle in der modernen Medizin und ebnen den Weg für innovative Anwendungen, die die Patientenversorgung und das Wohlbefinden verbessern.

KAPITEL SIEBEN

Sicherheit und Nebenwirkungen

Sicherheitsprotokolle:

Die hyperbare Sauerstofftherapie (HBOT) gilt im Allgemeinen als sicher, wenn sie von geschultem medizinischem Fachpersonal in kontrollierten Umgebungen durchgeführt wird. Die Einhaltung von Sicherheitsprotokollen ist jedoch von entscheidender Bedeutung, um potenzielle Risiken zu mindern und das Wohlbefinden von Patienten zu gewährleisten, die sich HBOT-Sitzungen unterziehen.

1. Qualifiziertes Personal: HBOT sollte von qualifiziertem und erfahrenem medizinischem Fachpersonal durchgeführt werden, darunter Überdruckmediziner, zertifizierte Überdruckkrankenschwestern und in Kammeroperationen geschulte Techniker. Ihr Fachwissen gewährleistet eine ordnungsgemäße Überwachung, Reaktion auf Notfälle und die Einhaltung festgelegter Sicherheitsrichtlinien.

2. Kammerintegrität: Regelmäßige Wartung und Inspektion von Überdruckkammern sind für die Gewährleistung ihrer Integrität

unerlässlich. Kammern müssen Sicherheitsstandards erfüllen und alle Probleme mit Dichtungen, Ventilen oder Drucksystemen müssen umgehend behoben werden, um Lecks oder Fehlfunktionen zu verhindern.

3. Brandschutzmaßnahmen: Angesichts der mit Sauerstoff angereicherten Umgebung in Überdruckkammern sind Brandschutzmaßnahmen von größter Bedeutung. Beim Bau der Kammern sollten nicht brennbare Materialien verwendet werden, und es müssen strenge Protokolle zur Vorbeugung und Reaktion auf Brände vorhanden sein.

4. Patientenüberwachung: Die kontinuierliche Überwachung der Patienten während der HBOT-Sitzungen ist von entscheidender Bedeutung. Vitalfunktionen, Sauerstoffsättigung und Patientenkomfort werden genau beobachtet. Überwachungssysteme innerhalb der Kammer erleichtern die Echtzeitkommunikation zwischen medizinischem Fachpersonal und Patienten.

5. Notfallverfahren: Es sollten klar definierte Notfallverfahren vorhanden sein, einschließlich Protokollen für schnelle Dekompression, Brandnotfälle und Evakuierung.

Gesundheitsdienstleister werden geschult, um effektiv auf verschiedene Notfallszenarien reagieren zu können, die während HBOT-Sitzungen auftreten können.

6. Patientenaufklärung: Die Aufklärung der Patienten über die Verfahren, mögliche Nebenwirkungen und Sicherheitsmaßnahmen ist ein wesentlicher Bestandteil der HBOT. Vor der Sitzung erhalten die Patienten Briefings und alle Bedenken oder Fragen werden beantwortet, um sicherzustellen, dass sie genau wissen, was sie erwartet.

7. Einhaltung von Richtlinien: Die Einhaltung etablierter Richtlinien und Standards, wie sie beispielsweise von medizinischen Organisationen und Aufsichtsbehörden festgelegt werden, ist von grundlegender Bedeutung. Gesundheitseinrichtungen, die HBOT anbieten, müssen Sicherheits- und Betriebsprotokolle einhalten, um einen hohen Pflegestandard aufrechtzuerhalten.

Durch die Implementierung strenger Sicherheitsprotokolle können Gesundheitsdienstleister eine sichere Umgebung für die Verabreichung von HBOT schaffen und so die mit dieser

Therapiemodalität verbundenen Risiken minimieren.

Häufige Nebenwirkungen:

Während die hyperbare Sauerstofftherapie (HBOT) im Allgemeinen sicher ist, können bei Patienten bestimmte Nebenwirkungen auftreten, von denen die meisten mild und vorübergehend sind. Das Verständnis dieser Nebenwirkungen ist sowohl für Gesundheitsdienstleister als auch für Patienten von entscheidender Bedeutung.

1. Barotrauma: Druckänderungen während der Kompressions- und Dekompressionsphase der HBOT können zu einem Barotrauma führen, das sich auf Ohren, Nebenhöhlen und Zähne auswirkt. Die Patienten werden in Techniken wie den Ausgleich des Ohrdrucks eingewiesen, um das Risiko eines Barotraumas zu minimieren.

2. Sauerstofftoxizität: Eine längere Exposition gegenüber hohen Sauerstoffwerten kann zu Sauerstofftoxizität führen, die sich in Krampfanfällen äußern kann. Um dieses Risiko zu mindern, überwachen Gesundheitsdienstleister sorgfältig den

Sauerstoffgehalt, die Sitzungsdauer und die individuelle Verträglichkeit des Patienten. Krampfanfälle sind eine seltene, aber schwerwiegende Nebenwirkung, die ein sofortiges Eingreifen erfordert.

3. Klaustrophobie: Die geschlossene Beschaffenheit der Überdruckkammern kann bei manchen Patienten ein Gefühl der Klaustrophobie auslösen. Aufklärung vor der Sitzung, psychologische Unterstützung und die Möglichkeit kürzerer Einführungssitzungen können helfen, diese Nebenwirkung zu bewältigen.

4. Vorübergehende Sehstörungen: Bei einigen Patienten kann es zu vorübergehenden Sehstörungen wie Kurzsichtigkeit oder Weitsichtigkeit kommen. Diese Änderungen werden normalerweise nach Abschluss der HBOT-Sitzungen behoben.

5. Müdigkeit: Leichte Müdigkeit ist eine häufige Nebenwirkung, insbesondere nach den ersten Sitzungen. Den Patienten wird empfohlen, sich auszuruhen und ihrem Körper Zeit zu geben, sich an die Therapie zu gewöhnen.

6. Beschwerden in den Nebenhöhlen oder Ohren: Druckveränderungen

können zu Beschwerden in den Nebenhöhlen oder Ohren führen. Richtige Ausgleichstechniken wie Schlucken oder Gähnen können diese Empfindungen lindern.

Es ist wichtig zu beachten, dass die meisten Nebenwirkungen im Zusammenhang mit HBOT nur von kurzer Dauer sind und nach Abschluss der Sitzungen verschwinden. Gesundheitsdienstleister überwachen die Patienten während der Sitzungen sorgfältig, um auftretende Probleme umgehend zu beheben.

Patientenscreening:

Das Patientenscreening ist ein wichtiger Bestandteil der Sicherheitsprotokolle im Zusammenhang mit der hyperbaren Sauerstofftherapie (HBOT). Ein gründliches Screening hilft dabei, Personen zu identifizieren, die möglicherweise Kontraindikationen oder Erkrankungen haben, die vor einer HBOT besondere Aufmerksamkeit erfordern.

1. Überprüfung der Krankengeschichte: Es wird eine umfassende Überprüfung der Krankengeschichte des Patienten

durchgeführt, um alle Vorerkrankungen, Operationen oder Medikamente zu identifizieren, die die Eignung von HBOT beeinflussen könnten.

2. Kontraindikationen: Bestimmte Erkrankungen können eine HBOT kontraindizieren. Beispielsweise können unbehandelter Pneumothorax, schwere Atemwegserkrankungen und bestimmte Medikamente bei Überdrucksitzungen eine Herausforderung darstellen. Patienten mit diesen Kontraindikationen sind möglicherweise keine geeigneten Kandidaten für eine HBOT.

3. Beurteilung der Sauerstofftoleranz: Personen mit einer Vorgeschichte von Anfällen oder Erkrankungen, die die Anfälligkeit für Sauerstofftoxizität erhöhen können, werden sorgfältig untersucht. Diese Beurteilung hilft dabei, den geeigneten Sauerstoffgehalt und die Sitzungsdauer zu bestimmen, um das Risiko von Anfällen zu minimieren.

4. Bewertung des Klaustrophobie-Risikos: Bei Patienten mit Klaustrophobie oder Angststörungen in der Vorgeschichte besteht möglicherweise ein erhöhtes Risiko, während der HBOT psychische Beschwerden zu verspüren. Offene

Kommunikation, Aufklärung und schrittweise Eingewöhnung können eingesetzt werden, um diese Bedenken auszuräumen.

5. Schwangerschaftsscreening: Es liegen nur begrenzte Daten zur Sicherheit von HBOT während der Schwangerschaft vor und es ist Vorsicht geboten. Das Schwangerschaftsscreening ist von entscheidender Bedeutung und die potenziellen Risiken und Vorteile werden sorgfältig abgewogen, bevor eine HBOT für Schwangere empfohlen wird.

6. Kommunikation mit Patienten: Eine offene Kommunikation mit Patienten ist

der Schlüssel, um sicherzustellen, dass sie sich wohl fühlen und den Screening-Prozess verstehen. Patienten werden ermutigt, alle relevanten Informationen über ihre Gesundheit offenzulegen, und alle Fragen oder Bedenken werden von Gesundheitsdienstleistern beantwortet.

7.   Einverständniserklärung: Die Einverständniserklärung ist ein wesentlicher Bestandteil des Screening-Prozesses. Patienten erhalten detaillierte Informationen über die Verfahren, potenziellen Risiken und erwarteten Ergebnisse der HBOT. Dadurch wird sichergestellt, dass

Patienten fundierte Entscheidungen treffen und sich aktiv an ihrer Gesundheitsversorgung beteiligen.

Durch ein gründliches Patientenscreening können Gesundheitsdienstleister Personen identifizieren, die geeignete Kandidaten für HBOT sind, und die Therapie an die individuellen Bedürfnisse anpassen, Risiken minimieren und den potenziellen Nutzen optimieren.

Zusammenfassend lässt sich sagen, dass die Sicherheit und Nebenwirkungen der hyperbaren Sauerstofftherapie durch strenge Sicherheitsprotokolle, gründliche

Patientenuntersuchungen und kontinuierliche Überwachung während der Sitzungen sorgfältig kontrolliert werden. Durch die Priorisierung der Patientensicherheit stellen Gesundheitsdienstleister sicher, dass HBOT in einem breiten Spektrum eine wertvolle und gut verträgliche Therapiemethode bleibt

KAPITEL ACHT

Patientengeschichten und Erfahrungsberichte

Der Weg der Heilung geht oft über den Bereich klinischer Studien und medizinischer Literatur hinaus. Persönliche Erzählungen, die durch Patientengeschichten und Erfahrungsberichte geteilt werden, bieten eine einzigartige und menschliche Perspektive auf die Auswirkungen medizinischer Eingriffe. Im Fall der hyperbaren Sauerstofftherapie (HBOT) bieten diese Erzählungen Einblicke in das Leben von Menschen, die den Weg der Heilung eingeschlagen haben, dabei oft Herausforderungen meistern und Erfolge feiern.

1. Erfolge bei der Wundheilung:

Viele Patientengeschichten rund um die hyperbare Sauerstofftherapie heben bemerkenswerte Erfolge bei der Wundheilung hervor. Personen, die mit chronischen Wunden, diabetischen Geschwüren oder nicht heilenden chirurgischen Wunden zu kämpfen haben, berichten oft von ihren Erfahrungen darüber, wie HBOT zu einem Wendepunkt auf ihrem Heilungsweg wurde.

Ein Patient könnte zum Beispiel von der Frustration über ein hartnäckiges diabetisches Fußgeschwür berichten, das sich herkömmlichen Behandlungen widersetzte. Nach einer Reihe von HBOT-Sitzungen stellten sie eine beschleunigte Heilung, ein geringeres Infektionsrisiko und ein insgesamt verbessertes Wundmanagement fest. Diese Erzählungen unterstreichen das transformative Potenzial von HBOT bei der Bewältigung komplexer Wundheilungsherausforderungen.

2. Überwindung der Folgen der Strahlentherapie:

Patienten, die sich einer Strahlentherapie wegen Krebs unterzogen haben, stehen oft vor besonderen Herausforderungen im Zusammenhang mit strahlenbedingten Gewebeschäden. HBOT taucht in ihren Geschichten als unterstützende Modalität auf, die bei der Genesung von Erkrankungen wie Osteoradionekrose und Strahlenschäden des Weichteilgewebes hilft.

In diesen Erzählungen erzählen Einzelpersonen, wie HBOT zur Wiederherstellung der Knochengesundheit beigetragen oder die anhaltenden Schmerzen und

Entzündungen im Zusammenhang mit Strahlenschäden gelindert hat. Die positiven Auswirkungen von HBOT auf die Verbesserung der Gewebereparatur und die Abschwächung der langfristigen Auswirkungen der Strahlentherapie werden in diesen persönlichen Berichten zu einem wiederkehrenden Thema.

3. Eintauchen in die Hoffnung:

Die Dekompressionskrankheit, eine Erkrankung, an der Taucher aufgrund schneller Aufstiege leiden, findet Eingang in die Geschichten der Patienten über ihre Widerstandsfähigkeit. Taucher, die die Kurven erlebt haben, erzählen, wie

HBOT zu einem wichtigen Teil ihres Genesungsprozesses wurde. Diese Erzählungen unterstreichen oft die Dringlichkeit eines rechtzeitigen Eingreifens und die Wirksamkeit der HBOT bei der Beseitigung von Stickstoffblasen, der Linderung von Symptomen und der Verhinderung langfristiger Komplikationen.

Von Geschichten über Freizeittaucher bis hin zu professionellen Unterwasserforschern verweben diese Geschichten eine Erzählung von Hoffnung und Genesung und betonen die Bedeutung der Überdruckmedizin im

Zusammenhang mit tauchbedingten Notfällen.

4. Bewältigung neurologischer Herausforderungen:

Der Bereich der neurologischen Störungen stellt ein Spektrum an Patientengeschichten vor, von denen jede in ihrer Erzählung und den Herausforderungen, denen sie gegenüberstehen, einzigartig ist. Personen, die sich von einem Schlaganfall erholen, können von ihrer Rehabilitationsreise erzählen, bei der HBOT eine Rolle bei der Verbesserung der Neuroplastizität und der Unterstützung der Genesung spielte.

Ebenso teilen diejenigen, die mit traumatischen Hirnverletzungen zu kämpfen haben, ihre Erfahrungen mit der Einbeziehung von HBOT in ihre umfassenden Behandlungspläne. In den Erfahrungsberichten werden häufig Verbesserungen der kognitiven Funktion, eine Verringerung der Symptome nach einer Gehirnerschütterung und ein neues Gefühl der Hoffnung angesichts herausfordernder neurologischer Erkrankungen hervorgehoben.

5. Pädiatrische Triumphe:

Im Bereich pädiatrischer Anwendungen bringen Patientengeschichten die Widerstandsfähigkeit von Kindern ans Licht, die mit Erkrankungen wie Zerebralparese oder Autismus-Spektrum-Störungen konfrontiert sind. Eltern und Betreuer erzählen, wie HBOT Teil der therapeutischen Reise ihres Kindes wurde und zu Verbesserungen der motorischen Fähigkeiten, der Kommunikation und des allgemeinen Wohlbefindens beitrug.

Diese Erzählungen zeigen nicht nur die Auswirkungen von HBOT auf die pädiatrische Bevölkerung, sondern betonen auch die gemeinsamen Anstrengungen von Familien, Gesundheitsdienstleistern und den Kindern selbst bei der Bewältigung der Komplexität dieser Erkrankungen.

6. Über das Erwartete hinaus:

Einige Patientengeschichten betreten unerwartete Gebiete und erkunden das Potenzial von HBOT in Bereichen, die traditionell nicht mit der Überdruckmedizin in Verbindung gebracht werden. Von Berichten über eine verbesserte Stimmung und kognitive Funktion bei Personen mit psychiatrischen Erkrankungen bis hin zu Berichten über eine verbesserte sportliche Erholung und Leistung erweitern diese Geschichten das Verständnis der vielfältigen Anwendungen von HBOT.

Diese unkonventionellen Geschichten verdeutlichen die Notwendigkeit kontinuierlicher Erforschung und Forschung, um das gesamte Spektrum der Möglichkeiten aufzudecken, die HBOT zur Förderung von Gesundheit und Wohlbefinden bietet.

7. Die emotionale Wirkung:

Über die körperlichen Folgen hinaus befassen sich Patientenberichte häufig mit den emotionalen Auswirkungen einer HBOT. Einzelpersonen teilen Gefühle der Hoffnung, Dankbarkeit und Ermächtigung, während sie ihre Heilungsreise bewältigen. Der unterstützende und kollaborative Charakter des Überdruckteams wird zu einem wiederkehrenden Thema und unterstreicht die Bedeutung eines ganzheitlichen Ansatzes für die Patientenversorgung.

8.   Interessenvertretung und Gemeinschaftsaufbau:

Patientenberichte gehen oft über persönliche Erzählungen hinaus und umfassen Interessenvertretung und Gemeinschaftsaufbau. Personen, die die transformative Wirkung von HBOT erlebt haben, werden zu Botschaftern des Bewusstseins und teilen ihre Geschichten, um andere über die potenziellen Vorteile der Therapie aufzuklären.

Diese Befürworter tragen zur Schaffung unterstützender Gemeinschaften bei, in denen Menschen, die mit ähnlichen Gesundheitsproblemen konfrontiert sind, Ermutigung, Ressourcen und ein Gefühl der Kameradschaft finden können. Die Kraft gemeinsamer Erfahrungen wird zu einem Katalysator für die Bewusstseinsbildung und die Förderung eines Verbundenheitsgefühls unter denjenigen, die HBOT erkunden oder sich einer HBOT unterziehen.

Zusammenfassend lässt sich sagen, dass Patientengeschichten und Erfahrungsberichte eine aussagekräftige Perspektive bieten, um die Auswirkungen der hyperbaren Sauerstofftherapie auf das Leben des Einzelnen zu betrachten. Diese Erzählungen heben nicht nur das therapeutische Potenzial von HBOT bei einer Vielzahl von Erkrankungen hervor, sondern beleuchten auch die

Widerstandsfähigkeit, Hoffnung und das Gemeinschaftsgefühl, die den Heilungsweg begleiten. Während sich diese Geschichten weiter entfalten, tragen sie zu einem umfassenderen Verständnis der menschlichen Seite der Überdruckmedizin bei und inspirieren sowohl diejenigen innerhalb der medizinischen Gemeinschaft als auch Einzelpersonen, die nach Wegen zu Gesundheit und Genesung suchen.

KAPITEL NEUN

Integration von HBOT in die klinische Praxis

1. Zusammenarbeit mit medizinischem Fachpersonal:

Die Integration der hyperbaren Sauerstofftherapie (HBOT) in die klinische Praxis erfordert einen kollaborativen Ansatz, der medizinische Fachkräfte verschiedener Fachrichtungen einbezieht. Diese multidisziplinäre Zusammenarbeit gewährleistet eine umfassende Patientenversorgung, die ordnungsgemäße Nutzung von HBOT und den Wissensaustausch zwischen Experten verschiedener Fachgebiete.

A. Beteiligung von Ärzten für Überdruckmedizin:

Ärzte für Überdruckmedizin spielen eine zentrale Rolle bei der Integration von HBOT in die klinische Praxis. Diese Spezialisten sind in der Überdruckmedizin ausgebildet und in der Lage, Patienten zu beurteilen, die Eignung von HBOT zu bestimmen und individuelle Behandlungspläne zu entwerfen. Durch die Zusammenarbeit mit Ärzten für Überdruckmedizin wird sichergestellt, dass die HBOT unter

Berücksichtigung der Krankengeschichte des Patienten, bestehender Erkrankungen und möglicher Kontraindikationen verabreicht wird.

B. Koordination mit Wundversorgungsspezialisten:

In Fällen, in denen HBOT zur Wundheilung eingesetzt wird, ist die Zusammenarbeit mit Wundspezialisten von entscheidender Bedeutung. Wundversorgungsexperten bringen ihr Fachwissen in der Beurteilung und Behandlung komplexer Wunden ein, und ihre Zusammenarbeit mit Ärzten für Überdruckmedizin gewährleistet einen umfassenden Ansatz für die Wundversorgung. Diese gemeinsame Anstrengung zielt darauf ab, den Heilungsprozess zu optimieren und die zugrunde liegenden Faktoren anzugehen, die zu chronischen Wunden beitragen.

C. Integration mit Neurologie und Neurochirurgie:

Wenn HBOT bei neurologischen Erkrankungen wie Schädel-Hirn-Trauma oder Schlaganfall in Betracht gezogen wird, ist die Zusammenarbeit mit Neurologen und Neurochirurgen unerlässlich. Diese Spezialisten bringen ihre Erkenntnisse über die zugrunde liegenden neurologischen Faktoren ein und stellen so sicher, dass HBOT in einen umfassenderen Behandlungsplan integriert wird, der auf eine maximale neurologische Genesung abzielt.

D. Zusammenarbeit in der Onkologie:

Im Rahmen der Unterstützung der Krebsbehandlung ist die Zusammenarbeit mit Onkologen von entscheidender Bedeutung. Die Integration von HBOT in die Krebsbehandlung erfordert ein differenziertes Verständnis der Krebsgeschichte des Patienten, laufender Behandlungen und möglicher

Wechselwirkungen mit der Überdrucktherapie. Onkologen spielen eine Schlüsselrolle bei der Koordinierung des gesamten Krebsbehandlungsplans und berücksichtigen dabei die unterstützenden Vorteile der HBOT.

e. Koordinierte Bemühungen in der Pädiatrie:

Bei pädiatrischen Anwendungen von HBOT erstreckt sich die Zusammenarbeit auf Kinderärzte, Entwicklungsspezialisten und Rehabilitationsfachkräfte. Durch koordinierte Bemühungen dieser medizinischen Fachkräfte wird sichergestellt, dass die HBOT auf die besonderen Bedürfnisse pädiatrischer Patienten zugeschnitten ist, Entwicklungsaspekte berücksichtigt und die Ergebnisse bei Erkrankungen wie Zerebralparese oder Autismus-Spektrum-Störungen optimiert werden.

2. Einrichtung von Überdruckzentren:

Die Einrichtung spezieller Überdruckzentren ist ein entscheidender Schritt bei der Integration der HBOT in die klinische Praxis. Diese Zentren dienen als spezialisierte Einrichtungen, die mit Überdruckkammern, geschultem

Personal und der Infrastruktur ausgestattet sind, die für die Bereitstellung sicherer und effektiver HBOT-Dienste erforderlich ist.

A. Design und Infrastruktur:

Überdruckzentren müssen so konzipiert sein, dass sie Sicherheitsstandards erfüllen und eine angenehme Umgebung für Patienten bieten, die sich einer HBOT unterziehen. Dazu gehört die Installation von Überdruckkammern, Überwachungssystemen und Notfallausrüstung. Die Gestaltung des Zentrums sollte einen einfachen Zugang für Patienten und

Gesundheitsdienstleister ermöglichen, und die Beachtung von Maßnahmen zur Infektionskontrolle ist von größter Bedeutung.

B. Schulung und Zertifizierung des Personals:

Die erfolgreiche Integration von HBOT erfordert ein Team geschulter Fachkräfte, darunter Ärzte, Krankenschwestern und Techniker für Überdruckmedizin. Die Mitarbeiter absolvieren eine spezielle Ausbildung in Überdruckmedizin, Kammeroperationen, Notfallmaßnahmen und Patientenversorgung. Zertifizierungen von relevanten Organisationen für Überdruckmedizin stellen sicher, dass das Personal gut für die Bewältigung der besonderen Herausforderungen im Zusammenhang mit Überdruckkammern gerüstet ist.

C. Patientenaufklärung und -unterstützung:

Die Einrichtung eines Überdruckzentrums erfordert die Schaffung einer patientenzentrierten Umgebung, in der Aufklärung und Unterstützung im Vordergrund stehen. Patienten müssen umfassende Informationen über die Verfahren, mögliche Nebenwirkungen und erwartete Ergebnisse der HBOT erhalten. Schulungsmaterialien, Briefings vor der Sitzung und laufende Kommunikation tragen zu einer positiven und informierten Patientenerfahrung bei.

D. Kollaboratives Pflegemodell:

Überdruckzentren arbeiten im Rahmen eines kollaborativen Pflegemodells und fördern die Kommunikation und Koordination zwischen verschiedenen medizinischen Fachkräften. Dieses Modell stellt sicher, dass Patienten eine nahtlose Versorgung erhalten, die sowohl die spezifischen Indikationen für HBOT als auch den breiteren Kontext ihrer allgemeinen Gesundheit berücksichtigt.

e.   Forschungs-   und Qualitätsverbesserungsinitiativen:

Führende Überdruckzentren beteiligen sich häufig an Forschungsinitiativen und Programmen zur Qualitätsverbesserung. Die Forschung trägt zum sich weiterentwickelnden Verständnis der Wirksamkeit von HBOT bei und erweitert seine potenziellen Anwendungen. Initiativen zur Qualitätsverbesserung konzentrieren sich auf die Verfeinerung von Protokollen, die Verbesserung der Patientenergebnisse und die Aufrechterhaltung eines hohen Versorgungsstandards im Überdruckzentrum.

F. Einhaltung gesetzlicher Standards:

Die Einrichtung von Überdruckzentren erfordert die Einhaltung regulatorischer Standards der Gesundheitsbehörden. Durch die Einhaltung wird sichergestellt, dass das Überdruckzentrum die Sicherheits-, Qualitäts- und Betriebsrichtlinien einhält, was sowohl für Gesundheitsdienstleister als auch für Patienten Sicherheit bietet.

G.   Öffentlichkeitsarbeit   und Sensibilisierung:

Überdruckzentren beteiligen sich aktiv an der Öffentlichkeitsarbeit, um das Bewusstsein für die Vorteile von HBOT zu schärfen. Zu den Outreach-Bemühungen können Aufklärungsseminare, die Zusammenarbeit mit überweisenden Ärzten und die Teilnahme an Gesundheitsmessen gehören. Die Sensibilisierung trägt zu einem breiteren Verständnis von HBOT und seiner potenziellen Rolle bei verschiedenen Erkrankungen bei.

H. Kontinuierliche Verbesserung und Anpassung:

Erfolgreiche Überdruckzentren pflegen eine Kultur der kontinuierlichen Verbesserung und Anpassung. Dazu gehört es, über die neuesten Forschungsergebnisse auf dem Laufenden zu bleiben, technologische Fortschritte einzubeziehen und aktiv das Feedback von Patienten und medizinischem Fachpersonal einzuholen. Die Fähigkeit, sich an sich entwickelnde Gesundheitslandschaften anzupassen, stellt sicher, dass Überdruckzentren weiterhin an der Spitze der patientenzentrierten Versorgung stehen.

Zusammenfassend lässt sich sagen, dass die Integration der hyperbaren Sauerstofftherapie in die klinische Praxis die Zusammenarbeit zwischen medizinischem Fachpersonal und die Einrichtung spezieller hyperbarer Zentren erfordert. Durch multidisziplinäre Zusammenarbeit, koordinierte Pflege und die Schaffung spezialisierter Einrichtungen wird HBOT zu einem nahtlos integrierten Bestandteil der Behandlungspläne für Patienten. Das Engagement für kontinuierliche Aufklärung, Qualitätsverbesserung und Öffentlichkeitsarbeit stellt sicher, dass die Vorteile von HBOT maximiert

werden, was zu verbesserten
Patientenergebnissen und der
Weiterentwicklung der
Überdruckmedizin beiträgt.

KAPITEL ZEHN

Zukünftige Richtungen der hyperbaren Sauerstofftherapie

1. Mögliche Innovationen:

Während sich die hyperbare Sauerstofftherapie (HBOT) weiterentwickelt, verspricht die Zukunft innovative Fortschritte, die ihre Anwendungsmöglichkeiten erweitern, therapeutische Ergebnisse verbessern und Behandlungsprotokolle weiter verfeinern können. Diese potenziellen Innovationen umfassen technologische, wissenschaftliche und klinische

Entwicklungen, die die zukünftige Landschaft der Überdruckmedizin prägen könnten.

A. Fortschrittliche Überdruckkammern:

Die Entwicklung fortschrittlicherer Überdruckkammern stellt eine potenzielle Innovation in der HBOT dar. Zukünftige Kammern könnten über verbesserte Überwachungssysteme, anpassbare atmosphärische Bedingungen und verbesserte Funktionen für den Patientenkomfort verfügen. Innovationen im Kammerdesign könnten zu einer maßgeschneiderteren und effizienteren Durchführung der Überdrucktherapie beitragen.

B. Personalisierte Behandlungsansätze:

Fortschritte in der Medizintechnik und unser Verständnis der individuellen Patientenreaktionen können zu personalisierten Behandlungsansätzen bei HBOT führen. Die Anpassung von Überdruckprotokollen auf der Grundlage des genetischen Profils, der Krankengeschichte und spezifischer gesundheitlicher Herausforderungen eines Patienten könnte die Therapieergebnisse optimieren und potenzielle Risiken minimieren.

C. Integration mit Regenerativer Medizin:

Die Schnittstelle zwischen Überdruckmedizin und regenerativer Medizin bietet spannende Möglichkeiten für die Zukunft. Forschung, die untersucht, wie HBOT mit regenerativen Therapien wie Stammzellbehandlungen synergetisch wirken kann, könnte neue Ansätze zur Gewebereparatur, Organregeneration und allgemeinen Gesundheitsoptimierung aufdecken.

D. Telemedizin-Integration:

Die Integration der Telemedizin in die Überdruckpraxis könnte die Zugänglichkeit und Überwachung von HBOT verbessern. Fernkonsultationen, Echtzeitüberwachung von Patienten während der Sitzungen und virtuelle Nachuntersuchungen könnten zu integralen Bestandteilen zukünftiger hyperbarer Versorgungsmodelle werden, insbesondere für Patienten an abgelegenen Orten.

e. Biomarkerbasierte Bewertungen:

Fortschritte in der Biomarkerforschung können zur Entwicklung biomarkerbasierter Bewertungen der

HBOT-Wirksamkeit führen. Die Identifizierung spezifischer Marker, die die Reaktion eines Patienten auf eine Überdrucktherapie anzeigen, könnte Behandlungsentscheidungen leiten und Ärzten dabei helfen, Interventionen auf der Grundlage objektiver physiologischer Indikatoren anzupassen.

F. Kombinationstherapien mit neuen Modalitäten:

In der Zukunft könnte es zu einer Erforschung von Kombinationstherapien mit HBOT und neuen medizinischen Modalitäten kommen. Kollaborative Ansätze, die die Überdrucktherapie mit modernsten Behandlungen wie Nanomedizin, gezielter Arzneimittelabgabe oder Immuntherapien integrieren, könnten die Therapieergebnisse bei verschiedenen Erkrankungen synergetisch verbessern.

G. Künstliche Intelligenz in der Behandlungsoptimierung:

Die Integration künstlicher Intelligenz (KI) in die Überdruckmedizin könnte die Behandlungsoptimierung revolutionieren. KI-Algorithmen könnten umfangreiche Datensätze analysieren, darunter Patientenreaktionen,

Ergebnisse und medizinische Literatur, um personalisierte HBOT-Protokolle zu empfehlen. Dies könnte zu effizienteren und anpassungsfähigeren Behandlungsplänen führen und die Patientenversorgung insgesamt verbessern.

2. Sich entwickelnde Forschungsbereiche:

Die zukünftigen Richtungen der hyperbaren Sauerstofftherapie sind eng mit laufenden und sich weiterentwickelnden Forschungsbereichen verknüpft. Diese Forschungsbemühungen tragen zu einem tieferen Verständnis der Mechanismen von HBOT bei, verfeinern seine Anwendungen und eröffnen neue Grenzen in der medizinischen Wissenschaft.

A. Neurologische Störungen und Gehirngesundheit:

Die kontinuierliche Erforschung der Auswirkungen von HBOT auf neurologische Störungen und die Gesundheit des Gehirns bleibt ein vorrangiges Forschungsgebiet. Die Untersuchung seines Potenzials bei Erkrankungen wie der Alzheimer-Krankheit, der

Parkinson-Krankheit und neurodegenerativen Erkrankungen könnte neue Therapiemöglichkeiten eröffnen. Zu verstehen, wie HBOT Neuroplastizität, Neuroinflammation und kognitive Funktionen beeinflusst, ist der Schlüssel zur Weiterentwicklung neurologischer Anwendungen.

B. Pädiatrische Neurologie und Entwicklungsstörungen:

Die Forschung im Bereich der pädiatrischen Neurologie und Entwicklungsstörungen wird voraussichtlich ausgeweitet und die differenzierten Anwendungen von HBOT bei Erkrankungen wie Zerebralparese und Autismus-Spektrum-Störungen untersucht. Längsschnittstudien, die die Auswirkungen einer frühen Intervention mit HBOT auf Entwicklungsverläufe und Lebensqualität in pädiatrischen Bevölkerungsgruppen bewerten, könnten zukünftige Therapieansätze prägen.

C. Onkologische Unterstützende Pflege:

Die Rolle von HBOT in der onkologischen unterstützenden Pflege ist ein wachsendes Forschungsgebiet. Untersuchungen darüber, wie die Überdrucktherapie Krebsbehandlungen ergänzt, behandlungsbedingte

Nebenwirkungen reduziert und das allgemeine Wohlbefinden unterstützt, können ihre Integration in Standardprotokolle für die onkologische Versorgung beeinflussen.

D. Chronisch entzündliche Erkrankungen:

Chronisch entzündliche Erkrankungen, einschließlich Autoimmunerkrankungen, könnten ein Schwerpunkt der Forschung werden. Das Verständnis, wie HBOT Entzündungen und Immunreaktionen moduliert, könnte Möglichkeiten eröffnen, sein Potenzial bei der Behandlung von Erkrankungen zu erkunden, die durch eine fehlregulierte Immunaktivität gekennzeichnet sind.

e.   Psychische Gesundheit und psychiatrische Anwendungen:

Die Erforschung des Einflusses von HBOT auf die psychische Gesundheit und psychiatrische Erkrankungen ist ein aufstrebendes Interessengebiet. Die Untersuchung ihrer Auswirkungen auf Stimmungsstörungen, Depressionen, Angstzustände und posttraumatische Belastungsstörungen (PTBS) könnte Aufschluss über die möglichen psychotherapeutischen Wirkungen der Überdrucktherapie geben.

F.   Stoffwechsel-   und Herz-Kreislauf-Gesundheit:

Das Zusammenspiel zwischen HBOT und metabolischer oder kardiovaskulärer Gesundheit ist ein Forschungsschwerpunkt mit Auswirkungen auf Erkrankungen wie Diabetes, Arteriosklerose und Gefäßerkrankungen. Die Untersuchung, wie HBOT Stoffwechselwege und Gefäßfunktionen beeinflusst, könnte therapeutische Vorteile in diesen Gesundheitsbereichen aufdecken.

G. Globale Verbundstudien:

Zukünftige Forschungsbemühungen könnten groß angelegte, globale Gemeinschaftsstudien umfassen, in denen Daten aus verschiedenen Bevölkerungsgruppen gebündelt werden. Kooperationsinitiativen könnten die Sammlung belastbarer Beweise erleichtern und schlüssigere Einblicke in die Wirksamkeit von HBOT bei verschiedenen Erkrankungen und Patientendemografien ermöglichen.

H. Langzeit-Follow-up-Studien:

Die Durchführung langfristiger Folgestudien ist entscheidend für das

Verständnis der nachhaltigen Auswirkungen von HBOT. Forschung, die Patienten über längere Zeiträume hinweg verfolgt, kann Einblicke in die Dauerhaftigkeit der Therapieergebnisse, mögliche Spätfolgen und die Gesamtauswirkungen von Überdruckinterventionen auf die langfristige Gesundheit und das Wohlbefinden liefern.

ich. Vergleichende Wirksamkeitsforschung:

Vergleichende Wirksamkeitsforschung kann HBOT mit anderen Behandlungsmodalitäten vergleichen und so ein umfassendes Verständnis seiner relativen Wirksamkeit liefern. Vergleichsstudien könnten Gesundheitsdienstleistern dabei helfen, die am besten geeigneten Interventionen für bestimmte Patientengruppen und -zustände auszuwählen.

J. Gesundheitsökonomie und Kosteneffizienz:

Da HBOT immer stärker in die klinische Praxis integriert wird, ist die Erforschung von Gesundheitsökonomie und Kosteneffizienz von größter Bedeutung. Die Bewertung der wirtschaftlichen Auswirkungen von HBOT im Hinblick auf die Inanspruchnahme der Gesundheitsversorgung, die Ressourcenzuweisung und die allgemeine Kosten-Nutzen-Analyse wird die Entscheidungsfindung sowohl auf individueller als auch auf institutioneller Ebene beeinflussen.

Zusammenfassend lässt sich sagen, dass die zukünftigen Richtungen der hyperbaren Sauerstofftherapie spannende Möglichkeiten bieten, von potenziellen Innovationen bei Technologie und Behandlungsansätzen bis hin zu sich entwickelnden Forschungsbereichen, die die vielfältigen Anwendungen der Therapie erforschen.

Während die wissenschaftliche Forschung weiter voranschreitet, hat die Integration dieser Innovationen und Forschungsergebnisse in die klinische Praxis das Potenzial, HBOT zu einer vielseitigen und wirkungsvollen Therapiemodalität in verschiedenen medizinischen Disziplinen zu machen.

ABSCHLUSS

Zusammenfassung der wichtigsten Punkte

Beim Navigieren im weiten Bereich der hyperbaren Sauerstofftherapie (HBOT) entfaltet sich eine vielschichtige Reise, die von ihren historischen Wurzeln, vielfältigen Anwendungen, laufenden Forschungsbemühungen und dem Potenzial für innovative Fortschritte geprägt ist. Am Ende dieser Untersuchung ergibt sich eine Zusammenfassung der wichtigsten Punkte, die das Wesen und die

Bedeutung von HBOT in der modernen Medizin zusammenfassen.

1. Historische Entwicklung:

Die Reise beginnt mit einem Rückblick auf die historische Entwicklung der hyperbaren Sauerstofftherapie. Von ihren Anfängen als Behandlung der Dekompressionskrankheit bei Tauchern bis hin zu ihrer Ausweitung zu einer vielseitigen Therapiemodalität unterstreicht die historische Entwicklung die Anpassungsfähigkeit und Widerstandsfähigkeit der Überdruckmedizin.

2. Wirkmechanismus und physiologische Wirkungen:

Das Herzstück von HBOT ist sein einzigartiger Wirkmechanismus, bei dem erhöhter Luftdruck und erhöhter Sauerstoffgehalt zusammenlaufen und physiologische Reaktionen hervorrufen. Diese Reaktionen, darunter eine verbesserte Sauerstoffversorgung des Gewebes, entzündungshemmende Wirkungen und die Stimulation von Gewebereparaturmechanismen, bilden die Grundlage seiner therapeutischen Wirkung.

3. Klinische Anwendungen:

Die vielfältigen klinischen Anwendungen von HBOT umfassen ein Spektrum medizinischer Erkrankungen. Von Wundheilung und Dekompressionskrankheit bis hin zu neurologischen Störungen, unterstützender Krebsbehandlung und darüber hinaus ist die Vielseitigkeit von HBOT offensichtlich. Durch die Integration in die pädiatrische Versorgung wird die potenzielle Wirkung noch verstärkt, da es sich um Erkrankungen wie Zerebralparese und Autismus-Spektrum-Störungen handelt.

4. Laufende Forschung und Fortschritte:

Die Landschaft der hyperbaren Sauerstofftherapie wird kontinuierlich durch laufende Forschungsinitiativen und neue Therapiebereiche geprägt. Aktuelle Studien untersuchen die Wirksamkeit der Therapie bei traumatischen Hirnverletzungen, chronischen Wunden, entzündlichen Darmerkrankungen, Unterstützung bei der Krebsbehandlung und sogar bei psychiatrischen Erkrankungen. Diese Forschungsbemühungen stellen ein dynamisches Feld dar, das die Überdruckmedizin in neue Grenzen treibt.

5. Sicherheit und Nebenwirkungen:

Die Gewährleistung der Sicherheit von Patienten, die sich einer HBOT unterziehen, ist von größter Bedeutung. Strenge Sicherheitsprotokolle, umfassende Patientenuntersuchungen und sorgfältige Überwachung während der Sitzungen mindern potenzielle Risiken. Das Verständnis häufiger Nebenwirkungen wie Barotrauma, Sauerstofftoxizität und vorübergehende Sehstörungen ermöglicht es Gesundheitsdienstleistern, diese Auswirkungen effektiv zu bewältigen.

6.	Patientengeschichten	und
Erfahrungsberichte:

Im Gefüge von HBOT weben
Patientengeschichten	und
Erfahrungsberichte eine Erzählung von
Hoffnung, Widerstandsfähigkeit und
Heilung. Von Erfolgen bei der
Wundheilung über die Überwindung der
Folgen einer Strahlentherapie bis hin zur
Bewältigung	neurologischer
Herausforderungen bieten diese
Geschichten eine menschliche
Perspektive auf die transformative Kraft
von HBOT. Sie tragen auch zur
Interessenvertretung und zum Aufbau

von Gemeinschaften bei und fördern das Bewusstsein und die Unterstützung.

7. Integration von HBOT in die klinische Praxis:

Die Integration der hyperbaren Sauerstofftherapie in die klinische Praxis erfordert gemeinsame Anstrengungen von medizinischem Fachpersonal und die Einrichtung spezialisierter hyperbarer Zentren. Die Zusammenarbeit mit Überdruckmedizinern, Wundspezialisten, Neurologen und Onkologen gewährleistet einen umfassenden Ansatz, der auf die individuellen Bedürfnisse des Patienten zugeschnitten ist. Spezielle Überdruckzentren, ausgestattet mit modernen Kammern, geschultem Personal und einer patientenorientierten Infrastruktur, dienen als Knotenpunkte für die Bereitstellung einer sicheren und effektiven HBOT.

8. Zukünftige Richtungen:

Der Horizont der hyperbaren Sauerstofftherapie erstreckt sich auf potenzielle Innovationen und sich entwickelnde Forschungsbereiche. Fortschrittliche Überdruckkammern, personalisierte Behandlungsansätze, die Integration mit der regenerativen

Medizin und der Einsatz künstlicher Intelligenz bedeuten potenzielle Innovationen. Mittlerweile umfassen Forschungsbereiche neurologische Erkrankungen,pädiatrisch Anwendungen, psychische Gesundheit und onkologische Unterstützung weisen auf die dynamische Zukunft der Überdruckmedizin hin.

9. Fazit und Vorwärtsdynamik:

Zusammenfassend lässt sich sagen, dass die hyperbare Sauerstofftherapie an der Schnittstelle von Tradition und Innovation steht und historische Wurzeln mit zukünftigen Möglichkeiten verbindet. Der vielfältige Charakter der Therapie zeigt sich in ihrer Fähigkeit, ein breites Spektrum medizinischer Erkrankungen zu behandeln und sich gleichzeitig an neue Forschungsergebnisse und technologische Fortschritte anzupassen.

Im weiteren Verlauf wird die Dynamik in der Überdruckmedizin durch das Engagement für eine patientenzentrierte Versorgung, fortlaufende Forschung und einen kollaborativen Ansatz zwischen medizinischen Fachkräften vorangetrieben. Die Integration von HBOT in die klinische Praxis ist nicht nur eine eigenständige Intervention, sondern ein dynamisches Element innerhalb der sich entwickelnden Landschaft der modernen Medizin.

Die Reise durch die Kapitel der hyperbaren Sauerstofftherapie offenbart nicht nur eine Behandlungsmethode, sondern ein Geflecht aus Heilungserzählungen, wissenschaftlicher Forschung und dem Engagement für die Weiterentwicklung der Gesundheitsversorgung. Ob durch die Linse historischer Meilensteine, physiologischer Feinheiten, klinischer Anwendungen oder zukünftiger Horizonte, HBOT erweist sich als dynamische Kraft, die zum Wohlbefinden des Einzelnen bei einem Spektrum gesundheitlicher Herausforderungen beiträgt.

Während sich Gesundheitsdienstleister, Forscher und Befürworter weiterhin in den Bereichen der Überdruckmedizin bewegen, liegt das Wesentliche in den Geschichten über Belastbarkeit, dem Streben nach Wissen und dem gemeinsamen Ziel, die Ergebnisse für Patienten zu verbessern. Die hyperbare Sauerstofftherapie mit ihrer reichen Geschichte und vielversprechenden Zukunft ist nach wie vor ein Beweis für das anhaltende Streben nach Heilung und das Potenzial für transformative

Fortschritte im Bereich der medizinischen Wissenschaft.